DE LA

TORSION DES ARTÈRES

PAR

Lucien MAGON,

Docteur en médecine de la Faculté de Paris,
Interne en médecine et en chirurgie des hôpitaux de Paris,
Lauréat de l'Ecole de Médecine de Marseille (1869 et 1870),
Membre correspondant de la Société anatomique.

PARIS

ADRIEN DELAHAYE, LIBRAIRE-ÉDITEUR

PLACE DE L'ÉCOLE-DE-MÉDECINE

1875

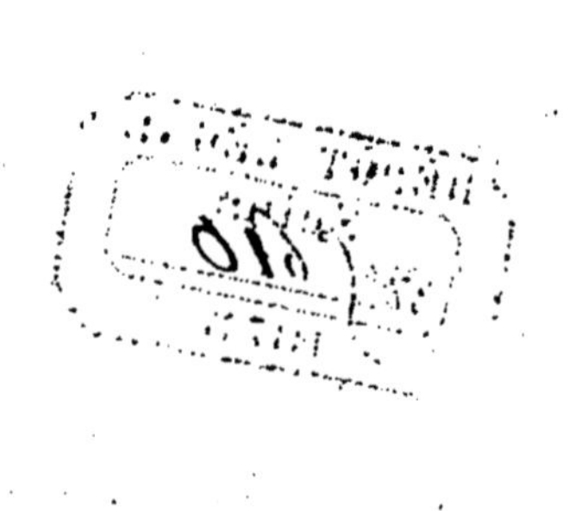

DE LA

TORSION DES ARTÈRES

PAR

Lucien MAGON,

Docteur en médecine de la Faculté de Paris,
Interne en médecine et en chirurgie des hôpitaux de Paris,
Lauréat de l'Ecole de Médecine de Marseille (1869 et 1870),
Membre correspondant de la Société anatomique.

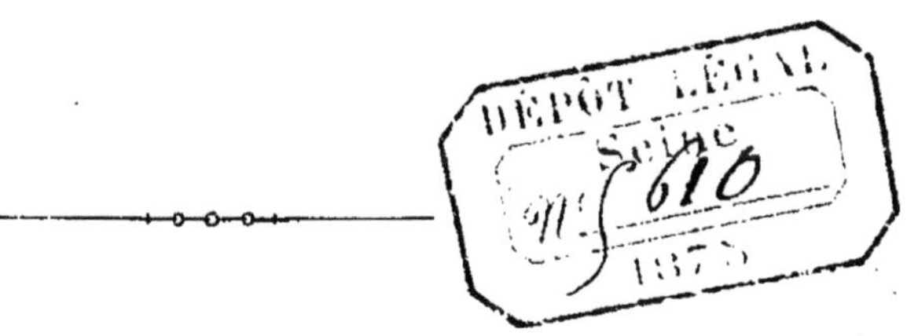

PARIS

ADRIEN DELAHAYE, LIBRAIRE-ÉDITEUR

PLACE DE L'ÉCOLE-DE-MÉDECINE

—

1875

A LA MÉMOIRE

DE MON ONCLE ET DE MA TANTE PAUL

A MON PÈRE ET A MA MÈRE

A MES FRÈRES

A MES AMIS

Magon.

A M. LE DOCTEUR TILLAUX

Professeur agrégé à la Faculté de médecine de Paris,
Chirurgien de l'hôpital Lariboisière,
Directeur de l'amphithéâtre d'anatomie des hôpitaux, etc.

Cher maître,

C'est dans votre service que j'ai puisé la pensée de cette thèse : les idées principales, auxquelles je n'ai pu donner qu'un développement si insuffisant, sont vôtres. Permettez-moi de vous dédier ce travail ; malgré ses imperfections, il aura à mes yeux un mérite, c'est de m'avoir fourni l'occasion de vous témoigner ma gratitude dévouée et de vous exprimer mes vifs remercîments pour l'enseignement clinique si complet que j'ai reçu de vous et pour la bienveillance que vous avez toujours eue pour moi.

A MON PRÉSIDENT DE THÈSE

M. VERNEUIL,

Professeur de clinique chirurgicale à la Faculté de médecine,
Chirurgien de l'hôpital de la Pitié,
Membre de l'Académie de médecine, etc.

A MES MAITRES

DANS LES HOPITAUX DE MARSEILLE, DE MONTPELLIER
ET DE PARIS.

DE LA

TORSION DES ARTÈRES

On ne doit pas soutenir comme on l'a fait dans ces derniers temps qu'il ne faut rien faire pour améliorer l'état actuel des choses parce que les chirurgiens sont contents de la ligature, malgré les inconvénients qu'elle présente et qu'ils n'ont aucun désir de changer. Comme science pratique, la chirurgie doit toujours marcher en avant ; elle ne peut reconnaître des bornes à ses progrès, car elle aura toujours devant elle l'infini.   SIMPSON.

I.

On donne le nom de torsion des artères à un procédé d'hémostase, à l'aide duquel on obture le calibre d'un vaisseau sanguin en utilisant la force élastique de torsion dont sont douées les tuniques artérielles. Ce procédé remonte à la plus haute antiquité. Si Pline l'ancien s'était fait l'historien de cette méthode, nul doute qu'avec sa charmante bonhomie et sa crédulité native, il ne nous eût longuement raconté comment les Egyptiens, par exemple, avaient été conduits à « employer le même moyen auquel la nature a recours quand elle inspire aux femelles des animaux, même les plus grands, de couper avec les dents le cordon ombilical des petits qu'elles viennent de mettre bas et d'en arrêter le sang par ce déchirement avec contusion » (Pouteau, *Œuvr. posth.*, t, II, p. 394). Si, en effet, le simple froissement d'une artère, toujours accompagné d'un léger mouvement de rotation, peut être confondu avec la torsion, comme Thierry semble le dire et comme Velpeau l'exprime nettement lorsqu'il a écrit dans sa thèse sur la contusion que le froissement et la torsion ne sont que des degrés de la contusion, si froissement et torsion ne sont que des degrés d'une même action, le procédé de la torsion se perd dans la nuit des temps. Mais, au point de vue historique, peut-on le faire remonter à Hippocrate ? Il existe dans le *Traité des épidémies* (liv. VI, sect. vii) un court passage qui a fait jusqu'ici le désespoir des commentateurs et des traducteurs. Pour montrer jusqu'à quel point sont considérables les divergences des auteurs qui se sont occupés d'expliquer le sens de ce passage, bornons-nous à dire que, tandis que Galien, citant cette phrase à propos du commentaire du livre II, des *Ep.* (texte 24), y voit une énumération des moyens propres à arrêter les hémorrhagies, M. Littré, fort de la collation d'un grand nombre de manuscrits et d'éditions variées, propose, « en attendant une meilleure explication, de rapporter au scorbut cette phrase et les suivantes qui paraissent liées entre elles! » M. Littré pense (Comm. partic.) que « ce passage dont il n'a donné le texte qu'avec infiniment de réserve et avec de nombreuses variantes, est fort obscur, d'autant plus que la leçon est douteuse et que d'anciens interprètes ne lisaient pas Αἵματος στασιες qui caractérise la phrase aux yeux de certains autres. » En présence de ces contraditions, il ne me reste qu'à citer la traduction et le commentaire que Anutius Foesius a donné de ce passage :

« Sanguinem e venis profluentem sistunt, animi de-
« liquium, figura aliorsum tendens, venæ intercep-
« tio* linamentum contortum, appositio, deligatio. »

* ἀπόληψις, « hic sanguinem profundentis vasis in-
« terceptionem ac prehensionem significat, cùm injecto
« unco, aut hamo vas prehenditur, attollitur ac modice
« intorquetur... » (Hipp. éd. de Foës, Francf., 1595,
De morb. vulg., lib. VI, sect. vii, p. 289 et 291.)

Le texte d'Hippocrate est loin d'être clair, net et
précis. Nous avons tenu cependant à rapporter le commentaire de Foës parce qu'il est vraisemblable. En
effet, la première mention certaine de la torsion que l'on
rencontre dans les auteurs anciens se trouve dans Rufus d'Ephèse que l'on a quelquefois considéré presque
comme l'un des successeurs immédiats d'Hippocrate,
puisque Aboulfaradje fait de lui un contemporain de
Platon. Mais que Rufus ait été, comme l'affirme Jean
Tzetzes, médecin de Cléopâtre, ou qu'il ait vécu, con-
formément à la version de Suidas, sous le règne de
Trajan, le témoignage de Galien, qui le représente
comme (1) s'efforçant toujours de conserver les an-
ciennes leçons, n'est pas inconciliable avec l'idée que
le procédé de la torsion ait été connu du temps d'Hippocrate.

Voici du reste le passage si net de Rufus auquel
nous faisons allusion :

« Quod si vas unde sanguis manat, in profundo
« etiam situm fuerit, exactius sane hinc et situm
« ipsius et magnitudinem didicerit et utrum vena sit
« an arteria cognoscit. Post ea vero immisso uncino
« extendat ac moderate ipsum obtorqueat. » (Aetii

(1) Ἀνὴρ φυλάσσειν μὲν ἀεὶ πειρώμενος τὰς παλαιὰς γραφάς.

Tetr. IV, sermo II, cap. ᴌɪ. *De sanguinis eruptione et quæ crustam indurant Rufi*.)

Une autre traduction donne des deux dernières lignes la variante suivante, qu'il n'est pas sans intérêt de signaler : « Vas immissa volsella, extendemus et « moderate circumflectemus »

On trouve donc mentionné non-seulement la première idée de la torsion, mais encore une indication très-nette des deux procédés que l'on peut mettre en usage pour la pratiquer.

Le texte est si précis qu'il semble que Galien n'ait pu faire autre chose que le copier presque littéralement :

« Quin imo, si vas unde profluit sanguis alte sit demissum, « certius ipsis tum situm intelligat, tum etiam « magnitudinem ; præterea venane sit an arteria cognoscat, post hæc injecto unco attollat ac modice « intorqueat. » (Galeni opera ed. de Kühn, t. X, p. 318. *Methodus medendi, lib. V.*)

Voici, pour plus de précision, le texte grec :

Μετα δὲ ταὺτα διαπειρας αγκιστρω ἀναστέινετω τε και περιστρεφέτω μετριως. M. Rosenbaüm qui a cité ce passage (*Allgem. medic. Zeitung von Pœst*, 1837), y a introduit une variante : c'est le mot αγπισιφω qui ne se trouve dans aucun lexique et auquel il donne la signification de « pince » en traduisant ainsi : On cherche alors à soulever le vaisseau avec une pince et à le tourner selon son axe. Nous signalons ces divergences de texte pour les utiliser lorsque nous essayerons de déterminer les procédés de torsion employés primitivement.

De tous les compilateurs qui ont reproduit le texte

de Galien, deux seulement ont cité le passage que le médecin de Pergame avait emprunté à Rufus.

Paul d'Egine, vers le vi^e siècle, reproduit presque littéralement le texte de Galien. Nous ne relèverons dans sa citation qu'un changement, qui nous fournira une indication précieuse pour établir le procédé opératoire des anciens : « Quin etiam multum in profundo « situm sit vas unde sanguis erumpit, diligentius con-« siderare oportet et positionem ipsius ac magnitudi-« nem et an vena sit aut arteria..... si vero magnum « vas est, hamo ipsum distendere conare et moderate « obtorque. » (Pauli Æginetæ, *De re medica*, lib. IV, cap. LIII.) Avicenne passe sans transition de la ligature à la torsion en des termes qui semblent s'appliquer particulièrement aux veines proprement dites : « Et quando cognoveris partem administra in ea liga-« turam et stricturam. Et de regimine in illo est ut per-« venias ad extrahendam venam cum uncino; et « etiam cum incisione paucæ carnis, quæ velat eam et « occultat ipsam; deinde involve eam, postea admi-« nistra medicinas quas dicemus. » (Lib. IV, Fen. 4, tract. 2, p. 151, Ven. 1564.)

Les diverses citations que nous venons de faire sont les seules traces de l'emploi de la torsion que l'on retrouve dans l'antiquité et dans le moyen âge. Plus tard, les chirurgiens arabistes, qui ont reproduit souvent si scrupuleusement Galien et Avicenne décrivent la ligature avec détail mais sans faire allusion au procédé qui nous occupe. Ni Brunus, ni Théodoric, ni Roland, ni Lanfranc, ni Guillaume de Salicet, ni Roger, Guy de Chauliac ou Berpaglia ne font mention de la torsion. Les passages de Galien et d'Avicenne,

oubliés durant plus de six cents ans, ne sont de nouveau mis en lumière qu'au commencement du
xviie siècle. A cette époque Magatus en préconisant
l'usage des pansements rares et en proscrivant les
corps étrangers qu'on entassait alors dans les plaies
fut conduit logiquement à rejeter l'emploi des ligatures pour ne recourir, en cas d'hémorrhagie, qu'à la
compression immédiate ou à la torsion : « Si a vena et
« exiguus sit fluxus tunc adstricto vasis ore aut grumo
« obturato vel emplastico aliquo medicamento sistitur
« sæpissime fluens sanguis. Dico autem adstricto non
« vinculo sed ipso digito compresso vase per aliquid
« temporis spatium, vel etiam contorto quo insuper
« grumus ori hianti vasis opponitur, tum intrinsecus
« tum extrinsecus, dum videlicet ipso digito vas obtu-
« ramus tamdiu, donec sanguis in osculo concrescat,
« vel vas volsellis apprehendemus atque contorque-
« mus. Sed chirurgi communiter utuntur emplastico
« medicamento, eo vulnus replentes, et supra vulnera-
« tam partem apponentes, cujus materia plerumque
« est ovi albumen subactum ablata spuma, stupis ex-
« ceptum. Hoc emplastico, et os vasis obturant et etiam
« faciunt ut grumus concrescat ea ipso osculo. Sed quo-
« niam necessarium est postea hoc medicamentum au-
« ferre, quod est contra nostrum medendi modum,
« idcirco, consuevi ego confluentem sanguinem a prin-
« cipio sistere, digito leniter, et citra dolorem per ali-
« quod temporis spatium comprimens osculum vasis,
« quo ora subsideant et astringantur et operculum
« etiam paretur, quod quidem paratur, dum in grumum
« sanguis concrescit et postea etiam carnem circumpo-
« sitam ad ipsum os adducens, aut unco, si suspicio

« fuerit major, vas attollens, atque paululum intor-
« quens. »

Marc-Aurèle Séverin, à qui son audace dans le ma-
niement du fer et du feu mérita le nom de restaura-
teur de la chirurgie en Italie, Séverin n'eut pas de
meilleur auxiliaire que la torsion dans ses témérités
opératoires. Voici du reste en quels termes élogieux
il parle de la torsion : « Inter complures compescendæ
« profusionis sanguinis in vulneribus et morbis aliis
« mechanica plerumque requiritur et ingeniosa opera,
« quam exponere hoc loco pro multorum commodo
« visum est operæ pretium. Quæ est scilicet per
« injectum in vas hamulum acutum, quo apprehenso
« sublatoque, aliquantulum vas intorqueas, deinde
« rescindas paucam carnem, quæ velut et occultat
« venam et hac denuo prætegas eamdem. » (M. Aur.
Severini, *de efficaci Medicina* libri tres, pars II *de sec-
tionibus*, p. 114, ed. de 1671).

C'est là le dernier vertige de l'emploi de la torsion
que l'on rencontre dans les ouvrages chirurgicaux
qui ont précédé la période contemporaine.

Au XVIIIe siècle, la ligature, malgré les attaques un
peu intéressées de Petit, est adoptée presque univer-
sellement. La torsion paraît plongée dans l'oubli le
plus complet. C'est ainsi que Dujardin et Peyrilhe, en
analysant dans leur histoire de la chirurgie, les œuvres de Galien et d'Aétius, donnent une traduction
exacte des passages que nous avons rapportés, sans
que ces citations suscitent de leur part la moindre
réflexion, et donnent lieu au moindre commentaire.
Et cependant, une page avant la mention de la torsion conseillée par Rufus, Peyrilhe fait cette re-
marque :

« Aétius parle d'un homme qui faisait cesser les hémorrhagies, en prononçant des mots et en touchant la partie d'où le sang coulait. Nous qui ne croyons plus à la vertu des mots, nous soupçonnons que cet imposteur n'ignorait pas que l'application du doigt sur l'artère ouverte, *aidée d'un léger froissement*, arrête sans retour la plupart des hémorrhagies, en procurant la formation du caillot. »

Le froissement des artères dont parle Peyrilhe, venait d'être appliqué avec succès par Ledran dans la castration. Thierry, dans sa brochure sur la torsion des artères, cite Ledran et Pott parmi les chirurgiens « qui ont renoncé à l'emploi de la torsion chez l'homme, parce qu'ils avaient négligé de proportionner la quantité de torsion au volume de l'artère. » Nous n'avons trouvé dans les œuvres de ces deux chirurgiens d'autre procédé se rapprochant de la torsion que celui que Ledran décrit en ces termes : « Je prends (après la castration) les vaisseaux du cordon spermatique, plus bas que l'os pubis, et je les froisse entre mes doigts pour y faire une espèce de contusion; puis je coupe le cordon un peu au-dessous de cet endroit froissé.» Pott (œuv. ch., t. II, p. 228) critique vivement ce procédé.

On voit donc que, si la torsion a été employée au xviii° siècle, c'est sous forme la plus élémentaire et d'une manière en quelque sorte inconsciente.

En 1812, Léveillé, dans sa «Nouvelle doctrine chirurgicale (t. IV, p. 548), rapporte les passages d'Hippocrate, le commentaire de Foës, et le texte de Galien, que nous avons cités plus haut, sous prétexte de

« considérer la ligature depuis son origine jusqu'à nos jours. »

Malgré la clarté des citations, il méconnaît donc complètement la torsion.

Cinq ans plus tard, Béclard, dans un mémoire intéressant sur les plaies artérielles, signale « qu'entre autres divers moyens styptiques, Galien conseille d'appliquer le doigt pour favoriser la formation d'un caillot, de soulever le vaisseau avec un crochet pour le tordre. » (Mémoires de la Soc. méd. d'émul., t. I, p. 575.)

Nous venons de montrer rapidement quelle a été, durant les siècles, la filiation des textes. Indiquée pour la première fois avec netteté et précision par Rufus, la torsion conseillée par Galien comme première tentative à exécuter en face d'une hémorrhagie, se trouve signalée par Paul d'Égine et par Avicenne; mais ce procédé n'apparaît formulé d'une façon exclusive que dans l'ouvrage de Magatus. L'éloge que M. A. Séverin fait de la torsion ne suffit pas à la faire revivre ; méconnue durant le xviii⁰ siècle, elle était donc complètement oubliée au commencement de ce siècle, lorsque, en 1828, Amussat, frappé des inconvénients de la ligature et sachant qu'après les plaies par arrachement il n'y a le plus souvent pas d'hémorrhagie, essaya d'agir sur les artères d'une manière analogue à ce qui arrive dans les cas d'arrachement. Ce fut dans une de ces tentatives (Comm. or. de M. Amussat fils), qu'ayant arraché une des pattes postérieures d'un animal en exécutant un mouvement de torsion, il trouva que l'absence d'hémorrhagie était due à la formation au bout de l'artère d'une espèce de capuchon ou d'un

tourillon composé par la tunique celluleuse qui s'op-
posait efficacement à l'effusion du sang.

Il avait dans cette expérience réalisé les conditions
que l'on rencontre quelquefois dans certains accidents.
C'est ainsi qu'il existe dans le musée de Saint-Thomas,
d'après une annotation faite par South à la traduction
de Chelius, un exemple de torsion de l'artère fémorale produit par le déroulement d'un cable ; un mate-
lot avait été pris dans les tours du cable et l'ancre en
tombant avait amené l'arrachement du membre vers
le milieu de la cuisse. Le blessé n'eut aucune hémorrhagie. La condition de l'arrêt du sang dans certaines
plaies par arrachement étant connue, il était facile de
passer de cette torsion en masse produite accidentel-
lement à la torsion isolée de l'artère, exécutée métho-
diquement. C'est ce que fit Amussat; aussi, après de
nombreuses expériences sur les animaux, se décida-
t-il à employer ce nouveau procédé d'hémostase chez
l'homme, et lorsqu'il fit à l'Academie de médecine,
dans sa séance du 16 juillet 1829, sa première commu-
nication sur la torsion, put-il citer deux cas (une amputation de cuisse et une castration), où il avait appliqué son procédé avec succès. M. Thierry fit paraître
peu de temps après une courte brochure dans laquelle
il affirmait avoir soutenu, dans un concours pour une
place de chirurgien au bureau central, que l'on
pourrait employer la torsion des artères pour remé-
dier aux inconvénients de la ligature. Velpeau, dans
un mémoire lu en 1830 à l'Académie des sciences,
prétendit avoir pratiqué la torsion dès 1826. A cette
époque « j'écrasai, dit-il, en expérimentant sur un
chien, j'écrasai le tronc artériel entre mes doigts, le

tordis sur lui-même comme pour en arracher le tout. »
Ce procédé lui avait été enseigné dans son enfance par
un châtreux forain qui lui faisait observer qu'il n'a-
vait pas d'hémorrhagie en extirpant les ovaires des
animaux parce qu'il les arrachait en tordant le pédi-
cule qui les rattache à l'utérus. Mais sa réclamation
de priorité, assez timidement formulée du reste, ne fit
que lui attirer cette appréciation catégorique des ré-
dacteurs du traité des blessures par armes de guerre
de Dupuytren :

« Le véritable inventeur étant celui qui a su faire
prévaloir une idée et en faire une application utile, il
nous semble que M. Amussat doit réellement être re-
gardé comme celui de la torsion des artères. On peut
croire sans doute à la parole de M. Velpeau, mais, en
fait de découvertes scientifiques, il faut des preuves
positives, des preuves écrites ; or, jusqu'à présent, il n'y
en a pas sur ce point en faveur de M. Velpeau. »

Essayée dès le début par la plupart des grands chirurgiens de l'époque, la torsion approuvée en France
par Dupuytren, fut surtout appliquée en Allemagne
par Fricke, de Hambourg. Costello essaya sans succès de l'introduire en Angleterre, en 1834.

Elle ne fut expérimentée à Paris sur une vaste
échelle, et elle ne fut employée d'une façon exclusive
dans un service d'hôpital qu'en 1835. M. Lucien
Boyer, qui était à cette époque interne chez Blandin, rapporta tous les cas de torsion qu'il avait vu
pratiquer à l'hôpital Beaujon dans un remarquable
mémoire que nous aurons souvent occasion de citer.

Malgré les avantages incontestables de la torsion,
ce procédé subit, durant le court espace de temps qui

nous sépare de la découverte d'Amussat, la destinée commune à toutes les innovations. Prôné avec ardeur dès le début, il fut presque complètement délaissé durant la période qui s'étend de l'année 1850 jusqu'à nos jours.

En 1868, quelques lignes du professeur Syme, publiées dans « *The Lancet* », appelèrent de nouveau l'attention des chirurgiens anglais sur la torsion des artères. Dès ce moment se succédèrent les importants travaux de Bryant, de Humphry, de Forster, de Hill, etc.

Durant la guerre de 1870, la torsion, semblable en cela à bien d'autres inventions de tout genre qui, nées en France, ne s'y sont naturalisées qu'après avoir été importées de l'étranger, la torsion nous revint d'Angleterre ; elle fut pratiqué sur une vaste échelle par M. Mac-Cormac qui, à la suite de la bataille de Sedan, l'employa plus de 100 fois sur des artères de gros calibre.

Presque au même moment, par une de ces coïncidences qui ne sont pas rares dans l'histoire des sciences, M. Tillaux commença à Orléans, où il se trouvait avec son ambulance, une série d'expériences et de recherches qui, le convainquant de l'efficacité de la torsion, l'engagèrent à employer comme moyen hémostatique dans les amputations le procédé dont l'étude fait le sujet de ce travail.

II

De tous les traitements employés pour combattre les hémorrhagies, l'oblitération du vaisseau par la ligature est, dans la majorité des cas, le procédé le plus commode, le plus facile, le plus sûr, et le plus efficace. — Comme l'a dit M. le professeur Verneuil dans son intéressant mémoire sur la forcipressure : « La ligature reste et restera le premier et le plus usuel des moyens hémostatiques directs. Mais, après cette déclaration, rien ne m'empêchera de reconnaître qu'elle a parfois des inconvénients et des dangers, qu'elle mérite quelques-uns des reproches articulés contre elle, et qu'enfin les méthodes rivales lui sont certainement supérieures, en quelques cas donnés. » Sans vouloir reprocher à ce procédé quelques difficultés d'exécution que nous considérons comme d'un ordre tout à fait secondaire, qu'on nous permettre d'insister sur l'inconvénient qu'il présente dans beaucoup de cas. Les ligatures sont de véritables corps étrangers, qui constituent une complication tout au moins passagère des plaies, si elles ne possèdent pas toutes les propriétés nocives que leur ont attribuées certains auteurs, parmi lesquels nous citerons tout particulièrement Simpson. Ce dernier, en effet, a constaté que « lorsqu'un fil organique, après avoir séjourné, trois, quatre, ou plusieurs jours dans une plaie, était inséré daus une incision nouvelle faite sur le dos d'un animal, une inflammation souvent furonculeuse se développait rapidement autour de lui. » Les fils organiques sont donc un foyer d'infection pour les tissus voisins. Car, après avoir séjourné quelque temps dans les chairs, ils absorbent les liquides au sein desquels il se trouvent plongés.

Ces liquides subissent une décomposition rapide, irritent le tissu ambiant et provoquent la suppuration. En même temps, la portion du vaisseau étreinte par la ligature s'ulcérant et se mortifiant, nous avons une nouvelle substance animale étrangère en voie de putréfaction, une véritable eschare ; de là le passage dans le torrent sanguin d'éléments putrides, qui peuvent infecter toute l'économie, et, d'après certains chirurgiens, produire l'infection purulente. Quoi qu'il en soit de cette théorie peut-être exagérée, on doit reconnaître que la ligature, en tant que corps étranger, tend à s'opposer à cet idéal chirurgical, qui prévient toute complication des plaies en supprimant la plaie elle-même, la réunion par première intention. Ce fait n'avait pas échappé à Velpeau qui, dans les nombreuses amputations du sein qu'il avait pratiquées, n'avait obtenu la cicatrisation immédiate que dans cinq cas : « quand, dit-il, aucune ligature n'avait été nécessaire. » Aussi que voit-on, quand une réunion par première intention est opérée dans les premières heures qui suivent une amputation faite suivant la méthode ordinaire. La cicatrisation est complète, excepté dans les points où passent les fils à ligatures. Ces sétons en miniature déterminent un trajet fistuleux dont la supuration peut, en s'étendant, détruire l'heureux effort de la nature ; ils laissent une petite plaie, porte ouverte à toutes les contagions et à toutes les complications, même les plus funestes et dont il n'est pas toujours possible de prévoir la durée. On connaît le cas célèbre de l'amputation de Nelson ; la ligature ne tomba que quatre mois après l'opération, après avoir occasionné les plus vives douleurs. Naguère encore, M. Guéniot présentait à la Société de chirurgie (séance du 17 février 1875) un enfant

chez lequel 62 jours après l'amputation du bras un des
fils de la ligature paraissait être aussi adhérent que
durant la première semaine. Plusieurs membres
de la Société citèrent des cas analogues. Et on connait
même un cas ou la chute du fil à ligature s'est fait
attendre six mois (Dict. en 30 v., t. II, p. 454). La présence du fil dans une plaie est parfois une complication des plus funestes. L'inflammation produite
par ce corps étranger peut se propager à tous les
tissus voisins, et l'on pourrait, à ce propos, citer de
nombreux exemples d'inflammations de la plèvre, du
péritoine, du nerf et de la veine satellites, consécutives
à la ligature. Mais nous n'insisterons que sur la
complication la plus fréquente qui va à l'encontre
même du but qu'on se propose par la ligature.
M. Delbarre, dans une thèse récente sur la dénudation
des artères (1870, Paris), a parfaitement montré le
danger auquel expose la présence d'un corps étranger interposé entre la tunique externe et la gaîne
commune qui enveloppe les vaisseaux : « Il se forme
un abcès dans la gaîne; la lymphe plastique qui
s'était infiltrée entre la tunique externe et la gaîne
celluleuse se transforme en pus; les parois de l'artère
se ramollissent, se sphacèlent ou s'ulcèrent. La base
du caillot baigne dans le pus; il se désagrége en partie, ses adhérences aux parois artérielles diminuent,
et sous l'impulsion de l'ondée sanguine, il se détache
et donne naissance à une hémorrhagie. »

Ces hémorrhagies dites secondaires sont loin d'être
rares. Leur fréquence peut expliquer la fameuse expression de J.-L. Petit, si paradoxale en apparence :
« La ligature cause l'hémorrhagie. »

« Alanson a vu, dans 46 amputations, 20 opérés qui offrirent une hémorrhagie de toute la surface du moignon dans 8 cas, dont 2 mortels par cet accident, d'un ou de plusieurs vaisseaux isolés dans les 12 autres cas. » (Froment.)

Sur 180 ligatures, Lisfranc a trouvé qu'il était survenu 32 fois des hémorrhagies secondaires, ce qui donne la proportion assez considérable d'une hémorrhagie sur six ligatures.

La statistique de Porta, qui porte sur 600 cas de ligatures, est aussi instructive. Il y eut 75 fois des hémorrhagies consécutives, ce qui donne en bloc une proportion de 12 1/2 0/0 ou de 1 sur 8. Voici le tableau, dressé par Porta, qui indique la répartition des hémorrhagies consécutives à la ligature des diverses artères :

Ligature de l'aorte . .	4 cas. Hémorrhagies		0 cas ou env.	
Tronc brachio-céphalique	8	—	4	— 50 0/0
Carotide	132	—	9	— 6 1/2
Sous-clavière.	73	—	9	— 12
Humérale.	68	—	4	— 6
Iliaque primitive . .	11	—	3	— 27
Iliaque interne. . . .	12	—	2	— 17
Iliaque externe. . . .	96	—	6	— 6
Fémorale au-dessus de la profonde. . .	16	—	9	— 56
Fémorale au-dessous de la profonde. . .	180	—	27	— 15

Comme le fait observer avec raison M. Broca, les malades à qui on a lié l'aorte, étant toujours morts très-promptement, n'ont pas eu le temps d'arriver à l'époque où se produisent le plus ordinairement les hémorrhagies consécutives. On peut en dire autant des quatre individus qui n'ont pas eu d'hémorrhagies après la ligature du tronc innominé.

Cette statistique est assez accablante pour faire douter de l'efficacité de la ligature. Les travaux les plus récents auxquels la ligature, étudiée d'une manière scientifique, a donné lieu, n'ont pu que constater les insuccès fréquents, sans que l'expérimentation la plus rigoureuse ait pu découvrir les causes d'hémorrhagies, évidemment liées aux inconvénients mêmes du procédé employé.

Aussi Cocteau, dont on connaît la consciencieuse étude sur les altérations des vaisseaux après la ligature, a-t-il pu résumer une partie de son travail en ces termes : « On comprend facilement combien de causes inconnues, impossibles à prévoir, exposent aux hémorrhagies au moment de la chute du fil qui est le seul obstacle à l'écoulement du sang. »

III.

« Celui, dit Malgaigne, qui trouvera le moyen d'oblitérer les artères sans interposition d'un corps étranger qui empêche la réunion par première intention, rendra peut-être à l'humanité un service plus signalé que celui d'Ambroise Paré, inventant la ligature de ces vaisseaux dans les amputations. »

Ces paroles caractérisent admirablement les services rendus par la ligature et les grands progrès que l'introduction de ce procédé d'hémostase a fait accomplir à la chirurgie, en même temps qu'elles indiquent d'une façon magistrale l'immense supériorité d'une méthode qui s'opposerait à l'effusion du sang, sans

introduire dans une plaie aucune substance étrangère.
Obtenir l'oblitération d'un vaisseau sans l'emploi d'un
corps étranger qui nuise à la cicatrisation de la plaie
est le but que l'on se propose par la torsion des artères.
Par ce procédé, on détermine, en faisant exécuter un
certain nombre de mouvements de torsion à l'extrémité béante de l'artère la formation d'un tourillon ou
d'une sorte de capuchon constitué par la tunique celluleuse qui s'oppose à l'irruption de l'ondée sanguine,
grâce à l'élasticité du tissu qui la compose. On sait,
en effet, que la tunique externe des artères est un lacis
de fibres lamineuses et de fibres élastiques qui sont
douées d'une grande résistance et d'une élasticité
considérable. Si l'on tord une artère, les molécules du
tissu qui la compose, déplacées suivant une ligne hé-
licoïdale, tendent à revenir à leur position première
avec une force proportionnelle à l'angle de leur écartement. Cette force, qu'on appelle force de torsion, est
d'autant plus grande, que le diamètre du corps tordu
est plus considérable. Son accroissement est des plus
rapides ; elle augmente, en effet, proportionnellement
à la quatrième puissance du diamètre du corps. On
peut juger par là de l'intensité que cette force de torsion acquiert lorsqu on la développe sur des artères
d'un gros calibre. Mais, si l'on surmonte cette force
élastique, si l'on dérange trop les molécules d'un
corps de leur position, elles ne reviennent plus complètement à leur situation première ; le corps aban-
donné à lui-même conserve une partie de la déforma-
tion qu'on lui a fait subir ; c'est qu'on a dépassé la
limite d'élasticité. On démontre en physique que les
molécules se trouvent alors dans une nouvelle posi-

tion d'équilibre qui correspond à un nouvel état permanent du corps. Il résulte de là que les lois de l'élasticité doivent s'appliquer dans chaque nouvel état d'un corps dont la limite d'élasticité a été dépassée.

Coulomb, en effet, a constaté que les lois de la torsion se retrouvent dans chaque nouvel état d'un corps tordu au delà des limites de l'élasticité, et que cette limite s'éloigne à mesure que la torsion permanente devient plus grande. Mais il arrive un moment où la torsion amène la rupture du cylindre artériel, généralement au milieu de la portion limitée de l'artère qui subit la torsion. L'artère se rompt lentement, graduellement, pourrait-on dire, et après avoir été tordue de manière que sa surface présente des hélices d'un très-petit pas. La section de la tunique celluleuse n'est pas plane parce que la séparation n'a pas lieu au même moment dans tous les points de la section. Les fibres élastiques et les fibres lamineuses superficielles éprouvant des déplacements angulaires plus grands que celles qui sont intérieures, et se distribuant suivant des hélices de plus grand diamètre, ce qui les force à s'écarter davantage les unes des autres, la séparation a lieu d'abord à l'extérieur et la surface de rupture présente la forme d'un cône couvert de stries hélicoïdales.

Tel est le principe de la torsion des artères. On voit qu'il s'agit là d'un phénomène d'ordre purement physique, indépendant de la vie, identique chez le vivant à ce qu'il est sur le cadavre. L'intervention pour la production de l'hémostase de causes étroitement rattachées à des propriétés purement physiques des artères avait été signalée en ces termes par Hunter, au

moment même où Morand faisait jouer un si grand
rôle aux propriétés vitales dans l'explication du même
phénomène : « Un autre mode de suspension des hémorrhagies, dit le grand chirurgien anglais, dérive du
mode naturel et peut être considéré jusqu'à un certain
point comme naturel lui-même. Les corps flexibles ont
pour propriété que leur diamètre se rétrécit en proportion de l'allongement qu'ils subissent. Dans
les artères, quand on veut produire des effets per-
manents, cet allongement doit être porté très-loin.
Il est nécessaire qu'elles subissent un allongement
assez considérable pour que leur puissance contrac-
tile soit détruite, car c'est ainsi que la nature arrête
les hémorrhagies des vaisseaux qui sont divisés par
arrachement. » (Œuvres chirurg., trad. Richelot, t. I,
p. 599.) Palmer, le savant éditeur de Hunter, a ajouté
à ce passage la note suivante :

« La torsion des artères est fondée précisément sur
le même principe ; c'est-à-dire que dans cette torsion
l'extrémité de l'artère est étirée jusqu'à un certain point
et ne revient pas à son calibre primitif, parce que son
élasticité est détruite. » Les développements qui précèdent font sentir combien cette explication est incomplète et inexacte en quelques points. La torsion détermine, en effet, plutôt la tension d'une partie très-courte
de l'extrémité de l'artère qu'un véritable allongement.
L'étirement des artères doit, pour être efficace et
pour s'accompagner d'une diminution considérable du
calibre vasculaire, s'étendre fort loin ; l'artère ne cède
qu'après une distension qui a augmenté sa longueur
d'une façon notable en détruisant les adhérences qui

l'unissent aux organes voisins sur une portion assez étendue de son parcours.

La torsion, même lorsqu'elle est pratiquée jusqu'à la rupture du bout tordu, n'amène pas la destruction des adhérences qui existent entre l'artère, la gaîne vasculaire des vaisseaux, les veines et les nerfs contigus.

Les filaments quelquefois si ténus et si lâches qui relient les artères aux organes environnants, semblables à ces liens lilliputiens dont fut enserré le héros de Swift, sont, pris isolément, d'une faible ténacité ; en masse, ils résistent à tous les efforts de la torsion. Cette disposition anatomique contribue, mieux que tous les instruments qu'on a employés dans ce but, à limiter l'action de la torsion. Nous avons fait sur le cadavre des centaines d'expériences que nous avons variées de diverses manières : jamais nous n'avons vu, comme l'ont craint quelques chirurgiens, la torsion d'une artère voisine de l'appareil central de la circulation, remonter et s'étendre jusqu'au cœur. C'est là une appréhension chimérique ou plutôt une prévision théorique que nous n'avons jamais vu se réaliser.

Les adhérences filamenteuses de l'artère nous ont paru dans tous les cas limiter exactement la torsion. Toutes les fois au contraire que l'artère avait été dénudée, même incomplètement, la torsion remontait jusqu'au point où les adhérences étaient intactes. C'est là un fait dont on comprend toute l'importance et dont on peut prévoir aisément les avantages qu'on peut en retirer. Une artère lésée bat au fond d'une plaie en suppuration ; on ignore si elle est dénudée, ou quelle est l'étendue de la dénudation. La présence d'un fil à ligature jeté sur cette artère, si elle est dénudée, amènera presque infailliblement une hémorrhagie secondaire. Que l'on pratique la torsion, et les spires, ne s'arrêtant qu'au point où la gaîne celluleuse intacte adhère à l'artère, s'opposeront à l'hémorrhagie en faisant disparaître les inconvénients de la dénudation.

La présence des collatérales joue aussi, dans la limitation de la torsion, un rôle qui nous a paru assez secondaire. Si la collatérale, en effet, est petite et assez rapprochée de l'extrémité de l'artère pour être au centre de la sphère d'action de la torsion, elle est arrachée. Est-elle placée un peu plus haut, la tunique adventice résiste, mais les membranes interne et moyenne subissent un déplacement que nous décrirons plus bas.

Les considérations que nous venons de présenter s'appliquent aussi à la torsion des artères athéromateuses.

« Dans l'athérôme, dit Cocteau, il est démontré que la tunique adventice ne participe pas à l'altération de la membrane interne. » C'est là en effet le phénomène le plus ordinaire, et c'est dans ces cas surtout que la torsion nous paraît présenter des avantages sur la ligature qui a pour effet d'étreindre et de sectionner la tunique externe sur la virole résistante constituée par la dégénérescence athéromateuse.

Nous avons eu l'occasion de pratiquer un certain nombre de torsions sur des artères athéromateuses que nous soumettions ensuite à la pression d'une colonne de mercure qui s'est élevée jusqu'à 30 centimètres. Ce chiffre représente, comme on sait, plus du double de la pression exercée par le sang sur les artères. L'appareil que nous avons employé est presque semblable à celui dont M. Sappey se sert pour les injections au mercure des lymphatiques de l'économie.

Nous adaptions l'artère à un ajutage en verre communiquant à l'aide d'un tube de caoutchouc avec un long tube de verre rempli de mercure et fixé verticalement le long d'un support. Nous avions ainsi un système de deux vases communiquants où nous pouvions, en abaissant et en élevant alternativement l'ajutage en verre sur lequel était fixée l'artère, faire varier, aussi brusquement que nous voulions, la pression exercée par le mercure.

Toutes nos artères tordues, nos artères athéromateuses en particulier, ont résisté à ces épreuves à outrance.

Nous obtenions par l'emploi du tube en caoutchouc intermédiaire, ces coups de piston sur lesquels on a tant insisté à l'époque où Amussat fit connaître son procédé. Les adversaires de la torsion affirmaient en effet, d'après des vues théoriques, que les contractions du cœur devaient détordre le bout de l'artère. Comme on le pense bien, les partisans du nouveau procédé affirmaient intrépidement le contraire et se livraient à des vues spéculatives dont nous donnerons un échantillon en reproduisant l'extrait suivant du compte rendu de la séance du 23 juillet 1829 de l'Académie de médecine : « M. Hedelhoffer pense que la force avec laquelle le sang frappe le bout de l'artère tordue doit plutôt assurer l'effet de la torsion que le détruire. Selon ce chirurgien, la torsion représente un

pas de vis dont la solidité est en raison directe de la
force du coup de piston donné par le cœur ou la seringue. »

Ce sont là des explications purement théoriques,
comme les objections auxquelles elles répondaient.
C'est pour cela que nous avons eu recours à des expériences directes.

Si l'on applique une pince sur le moignon conoïde
d'une artère tordue en lui faisant exécuter des mouvements en sens contraire à ceux de la première torsion, le seul résultat que l'on obtienne est, comme on
devait le prévoir, une nouvelle torsion. Si l'on essaie
de détordre l'artère avec les doigts, les efforts sont
vains et la tentative inutile, bien qu'elle ait été souvent répétée. Nous l'avons faite bien souvent, et nous
pourrions en citer de nombreux exemples tout aussi
infructueux : M. Lucien Boyer, ayant pratiqué l'amputation de la cuisse pour une tumeur blanche, tordit
séparément le tronc de la fémorale et la fémorale profonde. Les extrémités tordues de ces deux artères
battaient à la surface de la plaie avec des mouvements isochrones à ceux du pouls ; quelques méde-
cins, qui voyaient pratiquer la torsion pour la première fois, essayèrent, en examinant les bouts tordus
de ces artères, de les agiter avec les doigts ; ils ne
parvinrent pas à les détordre. Il n'y eut pas non plus
d'hémorrhagie consécutive. (*Gaz. des hop.*, décembre
1847.) Peut-on détordre l'artère en y poussant violemment une injection à l'aide d'une seringue ?

Depuis Amussat, cette expérience a été répétée bien
des fois sans que l'on ait pu vaincre la résistance du
bout tordu. M. Tillaux nous a assuré que ce sont des

expériences de ce genre qui ont entraîné sa conviction. Pour répondre à l'objection que la pression continue exercée par la seringue ne représente pas exactement les conditions de la tension artérielle qui s'accroît à chaque pulsation du cœur, nous avons employé l'appareil dont nous avons parlé plus haut. Toutes nos artères tordues, ainsi que nous l'indiquons ci-après, ont résisté à des pressions brusques et répétées un grand nombre de fois, exercées par une colonne de 30 centimètres de mercure.

Nous avons varié nos expériences de diverses manières. La tunique celluleuse est extrêmement résistante, et Dupuytren rapporte qu'il a fait expérimenter que l'artère crurale d'un chien réduite à sa tunique celluleuse peut supporter sans se rompre un poids de 25 à 30 livres. Nous avons soumis un certain nombre de bouts d'artères tordus réduits à leur tunique celluleuse au maximum de pression que pouvait fournir notre appareil. Ils ont parfaitement résisté.

Certaines difficultés d'installation ne nous avaient permis d'essayer qu'une pression qui ne représentait que deux à trois fois la tension artérielle. Odgston, en Angleterre, s'est livré en 1869 à des recherches analogues, mais plus complètes. Dans les sept expériences qu'il a faites, les longueurs de la colonne de mercure qui a suffi à rétablir la perméabilité de l'artère tordue ont été respectivement de 67, 65, 62, 35, 18, 8 et 3 centimètres. En moyenne, cette longueur a été de 33 centimètres. On voit que la moyenne, quoique abaissée par le résultat négatif des deux dernières expériences, est assez élevée. Les chiffres extrêmes trouvés par Odgston montrent que les conditions expérimentales n'ont pas dû être les mêmes dans tous les cas. La manière de pratiquer la torsion a dû singulièrement varier. Nous-même, au commencement de nos recherches, nous avons obtenu des résultats absolument négatifs, avant que nous n'ayons analysé la cause de nos insuccès.

L'action exercée par la torsion sur la tunique externe des artères suffit donc pour les oblitérer et leur permettre de supporter la tension du sang. C'est là un des effets de la torsion sur lequel nous insistons le plus, car les lignes qui précèdent n'ont pas eu d'autre objet que cette étude. C'est sur la constatation de ce phénomène que nous nous fondons surtout pour préconiser la torsion des artères athéromateuses. Mais il n'est pas le seul. On sait que toute constriction un peu forte, exercée sur une artère, détermine la rupture des tuniques interne et moyenne, qui se rebroussent dans l'intérieur du vaisseau en se recourbant presque à angle droit, de façon à se toucher par le bord de leur section. C'est là, comme on le sait, un des effets de la ligature, c'est ce qui se produit quelquefois même après un simple tiraillement de l'artère. La tunique musculo-épithéliale se rompt ainsi, même après une simple contusion. Nous venons récemment d'observer, dans le service de M. Tillaux, un cas où une contusion de l'abdomen, produite par un timon de voiture, avait déterminé la rupture des tunique interne et moyenne de l'artère iliaque primitive gauche.

La pression exercée par une pince détermine aussi cette rupture. Aussi, lorsqu'on saisit une artère pour la tordre avec une pince, les membranes interne et moyenne se brisent immédiatement, en présentant

une ligne de section ordinairement nette et finement
dentelée. Elles se recourbent ensuite à angle droit
comme dans la ligature. A mesure que l'on poursuit
la torsion de l'artère, la tunique celluleuse s'allonge
légèrement, grâce à la faible laxité des adhérences qui
l'unissent à la gaîne commune et aux organes environnants. Les adhérences qui l'unissent à la tunique
moyenne sont moins extensibles et plus friables; elles
se rompent donc sur une étendue qui s'élève quelquefois à plus d'un centimètre. La torsion qui effile un
peu le bout de l'artère la force à se replier tout à fait
en haut, de façon à présenter une double valve en nid
de pigeon, qu'on a heureusement comparée aux valvules sigmoïdes de l'aorte. On voit déjà que, plus la
pression du sang sera considérable, et plus la double
valvule formée par le recroquevillement des tuniques
internes sera hermétiquement fermée. Le sang se fer-
mera d'autant plus sûrement le passage, que sa tension et son impétuosité seront plus grandes. C'est là
ce qui arrivera le plus ordinairement, même après
une torsion assez légèrement faite. Mais, quand la tor
sion est bien exécutée, il n'est pas rare d'observer,
outre la disposition spiroïde de la celluleuse, une légère torsion des valvules formées par les tuniques
internes. Cette torsion obture encore plus complètement le calibre du vaisseau. Il nous est arrivé quelquefois dans nos expériences que le mercure franchis-
sait la barrière opposée par la double valvule dont
nous venons de parler. Il était alors retenu par la
torsion de la tunique externe. C'était dans des cas où
la valvule était fort irrégulièrement frangée et avait
peu de hauteur (2 à 3 millimètres). Quelquefois elle

présentait un trou produit par la rupture de la tunique interne d'une collatérale. La présence d'une collatérale nous a paru modifier la hauteur à laquelle s'élevait la valvule. Si la collatérale était très-voisine de l'extrémité de l'artère tordue, il se produisait un véritable arrachement de la tunique interne. Si cette collatérale était à 8 ou 10 millimètres de cette extrémité, la torsion, qu'on nous pardonne l'expression, semblait venir mourir sur elle. Le rebroussement des tuniques internes s'arrêtait à ce niveau.

La hauteur de la valvule est variable suivant les cas. Elle est en rapport avec la dénudation et la longueur de l'extrémité tordue. Le refoulement opéré par Amussat sur lequel nous reviendrons nous paraît surtout avoir pour but la dénudation de l'artère. Nous avons ainsi pu obtenir une valvule qui avait près de trois centimètres de hauteur. Une condition qui favorise singulièrement et le rebroussement et la hauteur de la valvule, c'est un léger degré d'athérôme. Les tuniques interne et moyenne sont alors non seulement un peu plus friables qu'à l'état normal, mais elles paraissent beaucoup moins adhérentes à la tunique externe. Des degrés plus avancés de l'altération athéromateuse nous ont fourni des résultats différents. Dans les degrés les plus avancés, la tunique musculo-élastique se réduisait, sinon en bouillie, du moins en fragments dont l'entassement remplissait le cul-de-sac formé par la torsion de la membrane celluleuse. Dans d'autres cas les tuniques externe et moyenne, au lieu de se recroqueviller en s'adossant et en formant une double valvule, se fragmentaient de façon à constituer des diaphragmes incomplets placés à diverses hauteurs et n'occupant qu'une certaine partie du calibre du vaisseau, étagés les uns sur les autres et constituant par leur réunion un mode d'obturation assez parfait.

Il est facile de constater cette disposition valvulaire des fragments de la tunique interne. Il suffit en effet de pousser une injection solidifiable dans le bout tordu pour que ces fragments soient maintenus en place lorsqu'on fait une coupe longitudinale de l'artère. Ce même moyen, appliqué à des artères saines, nous a permis de constater que les valvules ne sont pas toujours simplement juxtaposées et appliquées directement.l'une à l'autre. Quand la dénudation a été faite sur une assez grande étendue ou que le refoulement a été pratiqué assez loin pour que les valvules aient plus de un centimètre de hauteur, la torsion agit sur elle en tendant à leur donner une forme conoïde. Aussi l'obturation est-elle des plus complètes, et jamais dans ces cas l'injection solidifiable ne franchit cet obstacle et ne s'épanche entre les tuniques moyenne et externe.

Il arrive quelquefois que les valvules sont insuffisantes pour soutenir l'effort de la colonne mercurielle ou de l'injection, la tunique externe supporte alors toute la pression. C'est ce qui arrive dans les degrés les plus avancés de l'athérôme artériel, où les tuniques interne et moyenne se fragmentent et se réduisent en débris accumulés dans le cul-de-sac formé par la torsion de l'enveloppe celluleuse, qui constitue, comme nous l'avons montré précédemment, une barrière suffisante contre l'hémorrhagie.

Le mécanisme de la torsion ne fait qu'exagérer les effets de la ligature. En rapprochant la tunique celluleuse à l'aide d'une force empruntée aux parois mêmes de l'artère, il produit une hémostase temporaire analogue à celle que détermine le fil de la ligature. L'absence d'un corps étranger écarte l'une des causes les plus fréquentes d'hémorrhagie secondaire, en même temps qu'elle favorise l'hémostase définitive en permettant la cicatrisation des artères par première intention. Celle-ci, en effet, comme l'a dit Cauchois, « succède souvent aux procédés d'hémostase chirurgicale dans lesquels on n'a employé aucun corps étranger pour le laisser en contact avec les parois vasculaires. » La lésion des tuniques interne et moyenne dont le bourgeonnement détermine la formation d'un cylindre cicatriciel consécutif au caillot, cette lésion est plus complète que dans la ligature . au lieu de produire, comme la ligature, un simple diaphragme intermédiaire entre le caillot et la tunique externe, la torsion amène la formation de véritables valvules qui sont suffisantes pour arrêter l'impulsion du sang et qui empêchent aussi que la cicatrisation de la tunique externe soit troublée dans sa marche par le contact incessant de l'ondée sanguine.

Voici à ce sujet une observation qui montre que les conditions déterminées par la torsion sont suffisantes, en l'absence même d'un caillot obturateur, pour s'opposer efficacement à l'hémorrhagie. Nous la reproduisons telle que nous la trouvons dans des notes prises au lit du malade à une époque où nous ne songions pas à l'utiliser pour ce travail.

Berthelon (Alexandre), 21 ans, chiffonnier, entré le 14 décembre 1872, salle Saint-Louis, n° 24. Entré à la fin d'octobre pour une tumeur blanche du genou droit ; M. Le Dentu a fait un évidement du tibia. La suppuration persiste continuellement, le malade s'affaiblit et son état général devient de plus en plus mauvais. Aussi se décide-t-il bientôt à l'amputation de la cuisse, qui est pratiquée le 5 février. La fémorale est tordue, 35 demi-tours ont été nécessaires. Mais au 14 ou au 15e, M. Tillaux a senti la rupture des tuniques internes. Pansement ouaté.

Les 5 et 6 février. Etat du malade passable, température normale.

Le 8. Hier, le malade a eu quelques frissons ; température très-élevée. Diarrhée, fièvre le soir et la nuit, pas d'appétit. Etat général mauvais, pas de douleur dans le membre amputé.

Les 9, 10 et 11. Toujours des frissons et de la diarrhée. Le mauvais état du malade engage à enlever le pansement ouaté, Sulfate de quinine, 1 gramme depuis deux jours.

Le 12. Plaie blafarde, les bourgeons charnus ont un aspect gélatineux. Vers le centre de la plaie se trouve un trajet fistuleux qui donne passage à du pus et qui a disséqué la fémorale. Pansement à l'alcool camphré et au jus de citron.

Le 18. La plaie a toujours un mauvais aspect. Signes d'infection purulente de plus en plus accentués.

Le 19. Mort le soir.

Autopsie faite le 21 février. Abcès métastatiques dans le poumon et le foie. Décollement remontant à 5 ou 6 centimètres le long des vaisseaux fémoraux. Phlébite au point où l'on a fait la compression de l'artère pendant l'amputation. L'artère tordue ne présente pas de caillot, tellement le sujet était débilité et avait un sang peu plastique. Malgré cela, il n'y a pas eu d'hémorrhagie secondaire, bien que toutes les conditions fussent réunies pour amener cette complication. La torsion de la tunique externe et les valvules déterminées par la rupture des tuniques interne et moyenne se sont efficacement opposées à l'hémorrhagie.

Du reste, la torsion favorise encore plus que la ligature la formation du caillot. A la suite d'expériences communiquées à l'Institut en 1845, Amussat constata que le caillot est d'autant plus volumineux et résistant que l'artère et la membrane celluleuse étaient plus tendues au moment où il s'est formé. Ce sont là des conditions que l'on rencontre dans la torsion, tandis qu'elles sont absentes dans la ligature. La pré-

sence des valvules formées par le redressement des
tuniquesinterne et moyenne semble augmenter l'adhé-
rence du caillot aux parois artérielles : elles constituent en effet une sorte de pivot sur lequel s'implante
le caillot et dont il est assez difficile de le détacher,
comme nous l'avons vu sur des artères carotides dn
chien. La torsion oblitère, ainsi que nous l'avons dit
plus haut, les collatérales situées à peu de distance
de l'extrémité vasculaire ; c'est là une circonstance
qui favorise singulièrement la formation du caillot.
Aussi dans les expériences comparatives que nous
avons faites sur des chiens, en liant d'un côté une
grosse artère, tandis que nous tordions celle du côté
opposé, nous avons toujours trouvé une différence en
faveur de la torsion : du côté tordu le caillot nous a
toujours paru sensiblement plus gros, plus allongé,
plus ferme et plus adhérent, différence qui s'est ca-
ractérisée quelquefois par une augmentation de poids
assez appréciable. Bien que des deux côtés nous ne
nous trouvions pas dans des conditions identiques,
puisque la plaie de la ligature suppurait et que celle
de la torsion était cicatrisée, nous pensons que les dif-
rences constatées par nous sont dues principalement
aux différentes circonstances que nous avons énu-
mérées, et qúi, lorsqu'on applique la torsion, favori-
sent la coagulation du sang. Une fois même nous
trouvâmes, au bout d'une heure et quart environ, un
caillot dans une artère tordue, tandis que l'artère du
côté opposé qui portait un fil ne présentait aucun
cas de coagulum. Un physicien eût probablement
fait intervenir la présence des courants électriques in-
dépendants de l'action thermo-électrique que M. Vol-

picelli (Académie des Sciences, 8 janvier 1872) a étudiés et dont il a formulé les lois. Mais ces courants, s'ils se produisent durant la torsion des artères, sont si faibles, qu'on ne doit point, en saine physiologie, les faire intervenir dans l'explication d'un phénomène aussi complexe que celui de la coagulation du sang.

Les considérations qui précèdent nous semblent devoir établir que la torsion possède, en les exagérant, la plupart des avantages de la ligature, sans introduire dans les plaies un corps étranger dont la présence peut amener de redoutables complications. Notre dessein était de montrer, par le relevé exact et aussi complet que possible de toutes les observations publiées, que la clinique confirmait les vues énoncées ci-dessus. Nous avons réuni dans ce but un nombre considérable d'observations. Malheureusement leur mise en œuvre eût dépassé les bornes de ce travail, que nous compléterons un peu plus tard.

Lorsqu'une ligature est faite d'une manière défectueuse, deux cas peuvent se présenter. L'hémorrhagie a lieu sous les yeux mêmes du chirurgien, soit que le fil se rompe ou que le nœud n'ait pas suffisamment pédiculisé les tissus saisis par le tenaculum. Cet insuccès passager est sans importance : le chirurgien répare immédiatement sa faute. D'autres fois, plus ou moins longtemps après le départ du chirurgien, le nœud se relâche ; l'hémorrhagie est plus grave en l'absence de secours immédiats : chez les nouveau-nés. la mort est quelquefois survenue dans ces circonstances. Par l'emploi de la torsion, cet accident n'est guère à redouter. On peut avoir, après une torsion incomplète comme après une ligature mal exécutée, une hémorragie primitive : mais à mesure qu'on s'éloigne du moment où l'on a exécuté la torsion, les chances d'une hémorrhagie secondaire diminuent à l'inverse de ce qui arrive pour la ligature. C'est là un fait important sur lequel M. Tillaux insiste avec raison. La torsion, comme la ligature, exige, pour être bien pratiquée, certains soins qu'il est aisé de prendre. Nous les indiquerons après avoir décrit les divers procédés de torsion.

Nous avons, dans la partie historique de ce travail, mis en lumière le nom des instruments (crochet, tenaculum et pince) dont se servaient les anciens pour pratiquer la torsion. Cette indication semble montrer que les modernes n'ont guère employé qu'un procédé nouveau : c'est le refoulement accompagnant la torsion. Les divers procédés de torsion peuvent tous être accompagnés du refoulement ou être pratiqués sans refoulement prémédité. En outre, la torsion peut être limitée ou libre, complète ou incomplète. La combinaison de ces six méthodes générales avec les divers procédés donne un nombre infini de variétés. Nous nous bornerons à décrire et à juger rapidement ces méthodes générales avant d'indiquer les procédés particuliers de torsion.

Le refoulement dont nous avons étudié précédemment les effets ajoute à la torsion un surcroît et une garantie de sécurité qu'on ne doit pas dédaigner dans les premiers essais que l'on tente.

Amussat la pratiquait (1) à l'aide d'une pince à ba-

(1) M. le Dr Amussat fils, qui a eu l'obligeance de me fournir des indications bibliographiques de la plus haute valeur que j'ai

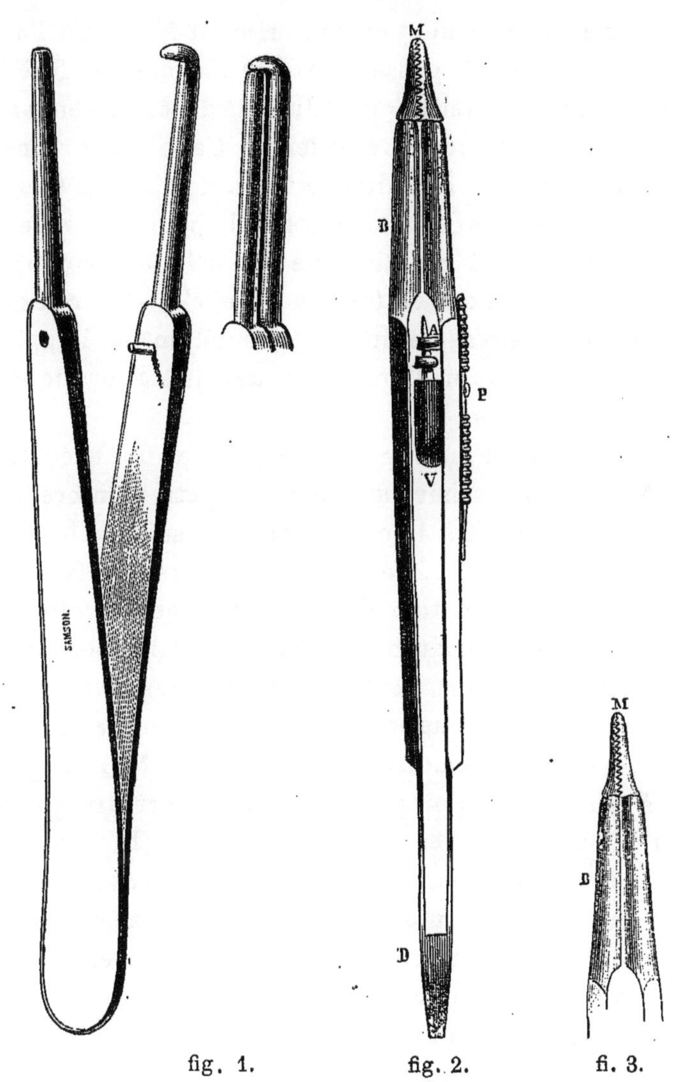

fig. 1.   fig. 2.   fi. 3.

guettes (fig. 1, 2 et 3), avec laquelle il rompait les tu-
largement mises à profit, a bien voulu me confier les clichés des
gravures intercalées dans ce travail. Je le prie d'agréer, avec
mes remercîments, l'hommage de ma gratitude dévouée.

niques en saisissant et en comprimant fortement l'artère en travers. Il passait ensuite l'artère à la filière en faisant remonter la pince du côté du cœur pendant qu'il tendait la tunique externe. Cette pince ainsi placée lui servait à limiter la torsion : d'autres fois il n'employait dans ce même but que le pouce et l'index. Nous avons déjà montré que c'était là une complication inutile et que la torsion libre, c'est-à-dire exécutée sans essayer de limiter le tourillon par l'application des doigts ou d'une pince, devait être pratiquée dans tous les cas.

La torsion est incomplète lorsqu'on ne fait exécuter à la pince qui saisit l'artère qu'un petit nombre de tours variable (4 à 10 ordinairement) suivant les dimensions de l'artère. Ce procédé a un grave défaut : il détermine la formation d'un tourillon assez volumineux constitué par du tissu cellulaire tiraillé et contus qui peut suppurer, s'enflammer et jouer le rôle de corps étranger. Nous en trouvons un exemple remarquable dans le mémoire si intéressant de M. L. Boyer déjà cité. Chez un amputé de cuisse mort dix jours après l'opération, ce chirurgien trouva la tunique externe ramollie, suppurée, incomplètement détachée et s'arrachant par une légère traction. Aussi, croyons-nous qu'il faut absolument repousser cette méthode et pratiquer la torsion complète, c'est-à-dire faire exécuter à la pince qui saisit le vaisseau un nombre de tours suffisant pour emporter la portion d'artère qu'elle tient entre les mors. La crainte qu'on affaiblisse la tunique celluleuse en détachant le tourillon n'est pas fondée.

Les divers procédés de torsion varient un peu suivant qu'on les applique à l'ouverture béante d'un vaisseau ou bien à la continuité d'une artère.

Dans ce dernier cas, on peut soulever l'artère à l'aide d'une tige recourbée, comme l'aiguille de Cooper par exemple, ou droite comme une sonde cannelée, s'en servir comme du bâton d'un garrot et tordre ainsi le vaisseau. On peut aussi saisir le vaisseau perpendiculairement à sa direction entre les mors d'une pince que l'on tourne jusqu'à la rupture du vaisseau. Ces deux procédés où l'artère éprouve une perte de substance assez considérable, nous ont donné des résultats incertains. Il n'est pas rare que des deux bouts de l'artère ainsi divisée, l'un ne soit que simplement arraché sans être tordu. C'est donc là un procédé peu sûr : M. Farabœuf a donné, dans son précis de la ligature des artères, un moyen des plus ingénieux pour tordre les artères dans la continuité sans perte de substance notable : ce procédé n'a été encore appliqué que sur le cadavre. Il vaut mieux rentrer dans les conditions ordinaires en divisant l'artère entre deux pinces que l'on applique à une petite distance l'une de l'autre. On tord séparément les deux bouts. Il est inutile, comme l'a proposé Hayes (*The Irish hospit. Gaz.*, n° 3, p. 37, 1873) d'appliquer préalablement deux ligatures entre lesquelles on fait la section de l'artère et de tordre ensuite chaque bout lié.

Amussat, dans des leçons publiées en 1830, proposa un moyen de tordre les artères dans le cas où l'on est dépourvu de pince ou de tout autre instrument : on découvre, dit-il, l'artère avec l'ongle, un clou ou tout autre corps, on la traverse avec une épingle et on la tord en se servant de cette épingle comme du bâtonnet d'un garrot. Après avoir fait un assez grand nombre de tours, il faut fixer l'épingle à l'orifice de la plaie pour empêcher que la torsion ne se défasse.

C'est là le procédé dont Simpson s'est emparé et qu'il s'est attribué en lui donnant le nom d'acupressure par transfixion et rotation partielle. Cette acutorsion est un procédé de nécessité qui donne, d'après Simpson, d'excellents résultats.

On peut exécuter la torsion en saisissant l'extrémité de l'artère avec un ténaculum ; c'est ainsi que d'après M. Stromeyer, M. Mac-Cormac l'a pratiquée avec succès durant la guerre. Des recherches assez nombreuses faites sur le cadavre nous ont paru démontrer que l'emploi du ténaculum ne peut s'exercer que sur des artères non friables et absolument saines : il faut en outre avoir la précaution d'embrocher l'artère là une distance assez grande de son extrémité si l'on ne veut éviter une rupture prématurée des tuniques artérielles et par suite une torsion incomplète.

Ces divers procédés qui exposent, comme je l'ai dit, à quelques insuccès, exigent en général une dextérité et une habileté assez grandes.

L'emploi des pinces n'a aucun de ces inconvénients. Toutes les fois, en effet, que la pression des pinces est suffisante pour résister à l'énorme traction développée par l'artère tordue, la torsion libre et complète réussit dans tous les cas. Dans ces conditions, l'exacte dénudation de l'artère n'est pas indispensable. Bien plus, on peut faire la torsion médiate avec un plein succès, pourvu qu'avec la pince employée on puisse développer une pression telle qu'elle surmonte l'obstacle opposé par les tissus environnants et permette ainsi de saisir solidement l'artère. Nous nous sommes servis à cet effet des immenses pinces à ovariotomie (modèle de Nélaton, Ollier et Péan), qui permettent de déployer une force considérable, et nous avons pu ainsi tordre exactement des artères en saisissant avec elle une épaisseur de tissu de plus de 8 à 10 centimètres.

On peut pour saisir l'artère, employer des pinces de divers modèles. Amussat se servait pour la torsion des grosses artères des pinces à verrou, représentées dans la figure 4.

La figure 5 est un modèle affecté à la torsion des petites artères, et dont les dimensions sont plus restreintes.

Notons en passant que ces pinces étaient pourvues immédiatement au-dessus de leurs mors de baguettes avec lesquelles il pratiquait le refoulement.

Dans ces pinces, le verrou qui maintient les branches rapprochées, agit à une distance trop considérable des mors pour que son action soit efficace. On emploie ordinairement en Angleterre, le modèle représenté par la figure 6, et que M. Mathieu, dans son catalogue, a nommé pince de M. Cavallini. La pièce principale de cet instrument est un verrou terminé par une extrémité bifurquée qui, lorsque l'instrument est fermé, glisse dans deux rainures obliquement ménagées sur les côtés du mors de l'une des branches. Le verrou est en quelque sorte transporté sur les mors et agit directement sur eux. Cette pince, qui est assez grêle, a un inconvénient considérable ; l'extrémité bifurquée du verrou se fatigue promptement

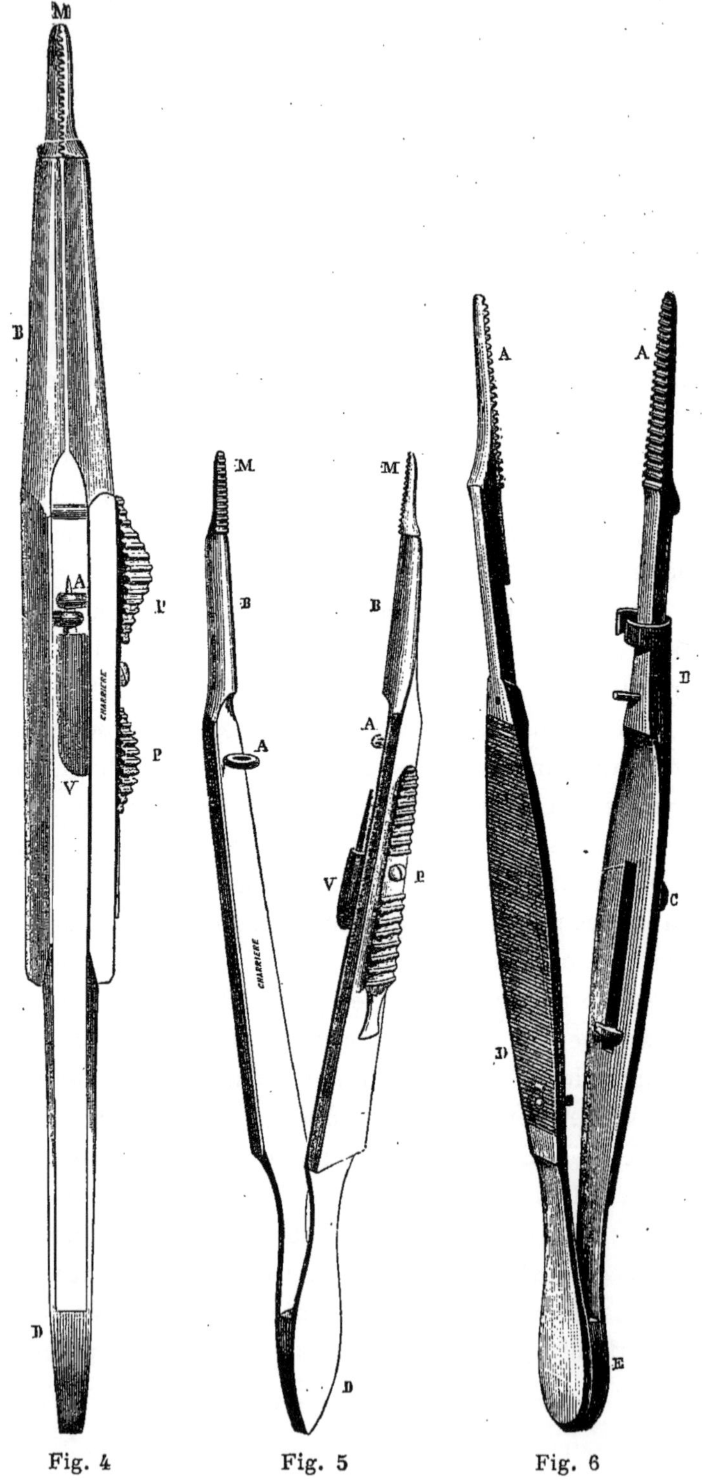

Fig. 4   Fig. 5   Fig. 6

et la pince est ainsi rapidement mise hors d'usage.

M. Tillaux a fait construire sur ce principe que la pression, pour être énergique, doit s'exercer le plus près possible des mors, une pince qui nous paraît réunir complètement toutes les conditions désirables de solidité, de précision et de force. Une plaque transversale, mobile dans le modèle réprésenté dans la figure 7, pour la rendre plus portative, des mors longs et forts pourvus de fines rainures qui s'emboitent exactement les unes dans les autres, un appareil de fermeture solide, tout cela fait de cet instrument la véritable pince à ressort que l'on doit employer pour la torsion. Elle peut suffire dans tous les cas. Les pinces à ressort ont cependant, dans certains cas, quelques inconvénients qu'il est bon de signaler.

Dans une plaie étroite, profonde et anfractueuse, les branches écartées par la seule pression d'un ressort qui doit être relativement faible, peuvent être assez comprimées par les tissus environnants pour être gênées dans leur écartement. De là, une certaine difficulté à saisir une artère profondément située. En outre, lorsqu'on a fait une torsion, il est assez fréquent qu'un filament de tissu cellulaire ou un fragment des tuniques artérielles, enroulé autour des mors de la pince, en empêche l'écartement. De là, une petite difficulté si l'on veut se servir immédiatement de la même pince. Il faut couper ces filaments ou les rompre, quelquefois avec assez de peine en écartant violemment les deux branches de la pince à l'aide d'une tige quelconque.

Les appareils de fermeture consistent en un verrou qui fait effort sur un plan incliné ; d'où la pression

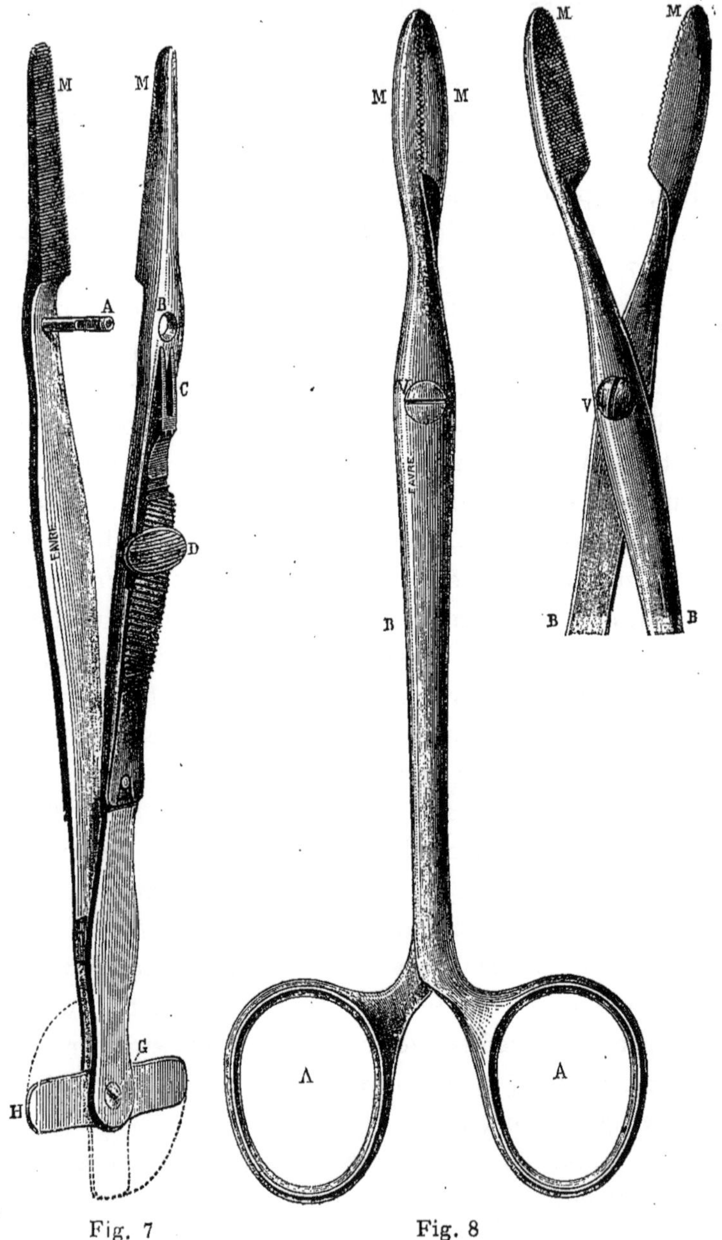

Fig. 7   Fig. 8

devient graduellement croissante. Malheureusement à mesure que l'on tord l'artère, la résistance des tissus qui la composent exerce sur le verrou, par l'intermédiaire du plan incliné, une pression qui tend à le repousser.

Le verrou est bien maintenu en place par l'adhé-- rence que le ressort qui le compose établit avec la branche de la pince. Mais la force de ce ressort, outre qu'elle est limitée et qu'elle est ordinairement assez faible, diminue quelquefois assez vite.

On peut donc être exposé à employer une pince à torsion qui lâche l'artère durant l'exécution du procédé. Ce glissement est, en outre, facilité quelquefois par la présence des rainures, dont la direction transversale peut se trouver parallèle avec la direction de l'artère tordue. Ces divers inconvénients m'ont paru assez réels dans quelques cas pour me déterminer à faire construire par M. Favre, une pince (fig. 6) sur le modèle de la pince ordinaire à pansement, et qui m'a paru réaliser certaines améliorations.

La forme de la pince à anneaux m'a paru propre à l'exécution de tous les cas de torsion. La précision et la force qu'on a, lorsqu'on la manie, l'ont fait adopter presque généralement comme pince à *forcipressure*. Les anneaux, par leur écartement, représentent une barre transversale à l'aide de laquelle on peut exercer une grande force de torsion. En plaçant l'articulation près des mors, on a dans les branches de la pince un bras de levier fort long d'une puissance considérable.

De plus, la pince, comme toutes les pinces à pression continue, est pourvue sur chaque branche de crans placés en sens contraire, qui, lorsque les mors sont exactement rapprochés, sont encore distants de près d'un centimètre. Pour fixer, à l'aide de ces crans, l'artère saisie entre les mors, il faut déployer une force assez grande pour vaincre l'élasticité des fortes branches de la pince.

L'artère est donc toujours maintenue par une pression considérable, que rien ne tend à diminuer. En outre, les mors sont quadrillés pour éviter tout glissement.

Dans cet état, les branches de la pince sont exactement superposées, de façon à obtenir une tige cylindrique que l'on peut faire tourner entre le pouce et l'index de la main gauche, à quelque hauteur qu'on applique ces doigts.

A l'aide d'un de ces instruments, on saisit obliquement, suivant le conseil et les paroles de M. Tillaux, l'extrémité d'une artère préalablement isolée entre les deux mors de la pince dans l'étendue de 7 à 8 millimètres environ ; on donne à la pince une direction presque parallèle à celle de l'artère ; on la soutient de la main gauche pendant qu'avec la droite on lui imprime des mouvements de torsion lents et successifs. Les tuniques artérielles cèdent, et après un nombre variable de tours, l'extrémité saisie se détache et reste dans les mors de la pince.

CONCLUSIONS

1° La torsion est un procédé d'hémostase qui réunit à la sûreté et à l'efficacité de la ligature l'avantage d'oblitérer les artères sans interposition d'un corps étranger ; en conséquence, elle convient surtout dans les cas où l'on désire tenter la réunion par première intention et où l'on a à redouter une hémorrhagie secondaire.

2° La torsion adoptée sans difficulté pour oblitérer les petits vaisseaux est pratiquée avec autant de sûreté pour les grosses artères et pour les artères athéromateuses.

3° La torsion pour être bien pratiquée n'exige qu'une condition, c'est de saisir tout le calibre du vaisseau avec une pince dont la pression soit assez énergique pour ne pas laisser échapper le bout de l'artère.

INDEX BIBLIOGRAPHIQUE

Voici quelques indications bibliographiques utiles à consulter, surtout pour apprécier la torsion au point de vue clinique.

Gazette médicale, 1830 (27 nov) ; 1831, p. 402 ; 1835, t. III, p. 14 ; 1837, p. 12.

Clinique des Hôpitaux, 22 août 1828.

Lancette française, 25 juillet 1829 ; t. II ; 1830, p. 342 ; t. IV, 1830, p. 149 ; 1831, p. 208 ; t. V, 1831, p. 57 ; t. VI, 1832, 29 mars.

Gazette des hôpitaux : 1833, p. 440 ; 1834, p, 25, p. 110, p. 355, p. 399, p. 440, p. 514 ; 1835, p. 17, p. 46, (t. IX) ; 1836, p. 458 ; 1838 p. 142 ; 1839, 245 ; 1847, p. 596 et 608.

Journal hebdomadaire de médecine, 1831, t. II, p. 82 ; 1834, t. III, p. 117 ; 1835, t. II, p. 225 et 291.

Journal universel et hebdomadaire de médecine, 1830, t. I, p. 144 ; t. II, p. 57 ; t. IV, p. 210 ; 1831, t. V, p. 251.

Revue médicale française et étrangère, 1829, août, p. 353; 1831, t. I, p. 302; 1834, t. III, p. 477; 1843, t. II, p. 279; 1845, juillet; 1847, novembre.

Journal de médecine et de chirurgie pratiques, 1831, t. II, p. 364.

Journal des Progrès, t. XIV.

Archives générales de médecine, 1re série, t. XX, p. 606 et 609, t. XXI, p. 139 et 321, t. XXIII, p. 598, t. XXV, p. 128 et 290, t. XXVII, p. 552, t. XXX, p. 121. — 2° série, t. XV, p. 360. — 6° série, t. XVIII, p. 349, 623.

Bulletin de l'Académie royale de médecine, t. I, p. 617.

Gazette hebdomadaire, 1874, p. 41.

THIERRY : De la torsion des artères, Paris, 1829.

Recueil de mémoires de médecine militaire, t. XXVII, Paris, 1829.

LARREY : Clinique, t. III.

DUPUICH, Paris, 1830.

VILLARDEBO, Paris, 1830.

GONZALÈS de TORRE, Paris, 1831.

LECLERC, Paris, 1831.

PATZURES, Paris, 1831.

LIEBER, *Heckers Annale* Februar, 1831.

HERTWIG, Mémoire sur la torsion.

ELSTER, Comment. de arteriarum torsione, Gött. 1832.

SCHARADER, traduit par PETIT, Paris, 1834.

COSTELLO, *The Lancet*, 8 mars 1834.

Dictionnaire de chirurgie de RUST.

KOHLER, *Heckers Annalen*, v. XV, p. 1.

BAMBERGER, Ueber die Torsion, in *Horn's Archiv*, 1835.

SANSON, Des hémorrhagies traumatiques, Paris, 1836,

BAUDENS, Clinique des plaies par armes à feu, Paris, 1836.

FRICKE, Zeitschrift für die Gesammte medecin, 1837, t. II.

VELPEAU, Médecine opératoire, 1837, t. I et IV.

TESSEREAU, Paris, 1838.

BEAU de TRIAC, Paris, 1840.

BLANDIN, Des accidents qui peuvent survenir pendant les opérations chirurgicales, 1841.

DEVIENNE, Paris, 1843.

BALLINGALL, Outlines of military surgery. Londres, 1844.

FROMENT, Paris, 1847.

Medical Times and Gazette, 1865, p. 14.

SYME, *The Lancet*, 1868 et 1869.

Clinical Society et *Guy's Hospital Reports*, 1869.

HUMPHRY, *Journal of British medical association at Oxford*, janv. 1869.

The Lancet, passim. depuis 1868.

BRYANT, *The practice of Surgery*; London, 1872.

SAMUEL GROSS, *A System of Surgery*, 5° éd. Philadelphia, 72, t. I, p. 686.

Archiv für clinische Chirurgie, XLV, Bd 1 et 2 Heft.

A. PARENT, imprimeur de la Faculté de Médecine, rue M^r-le-Prince.